L'Alimentation Végétalienne

Guide Cusisine et Recettes facile pour les débutants Végane - Perdre du poids avec un régime alimentaire Vegan ou Végétalien (Livre en Français / Vegan Diet French Book)

Par Simone Jacobs

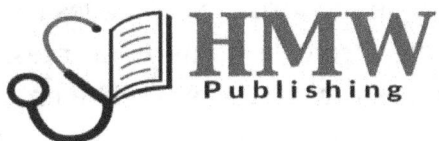

Pour plus de grands livres veuillez visiter :

HMWPublishing.com

Télécharger un autre livre gratuitement

Je tiens à vous remercier d'avoir acheté ce livre et je vous offre un autre livre (tout aussi long et intéressant que celui-ci), « Des erreurs de santé et de remise en forme que vous commettiez sans le savoir », totalement gratuit.

Rendez-vous sur lien qui est affiché en dessous pour vous inscrire et recevoir votre copie du livre : www.hmwpublishing.com/gift

Dans ce livre, je me force à vaincre les erreurs de santé et de remise en forme les plus courantes, que vous êtes probablement en train de commettre en ce moment, et je vais vous révéler comment vous pouvez facilement obtenir la meilleure forme de votre vie !

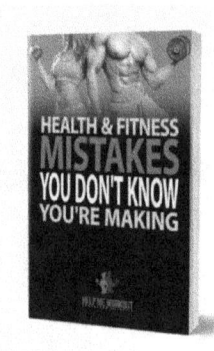

En plus de ce précieux cadeau, vous aurez également l'occasion de recevoir de nouveaux livres gratuitement, recevoir des cadeaux, et d'autres e-mails de valeur venant de ma part. Une fois de plus, veuillez visitez le lien affiché en dessous pour vous inscrire :

www.hmwpublishing.com/gift

Table de matières

Introduction   8

Chapitre 1 : Les principes de base du véganisme 11
    Différents types de régimes végétaliens 13
    Avant de faire le grand saut 16
    Ce qu'est-ce vraiment un régime végétalien 23
    Faire reculer les myths Vegan 25

Chapitre 2 : Les bienfaits d'un régime végétalien A LA santé   30
    Est-il la bonne décision pour vous ? 30
        La santé 31
        L'environnement 32
        L'éthique 33
        Le véganisme et la perte du poids 35
        Comprendre la nutrition végane 36
        La graisse 36
        Les acides gras omega-3 37
        Protéine 37
        La vitamine D et la vitamine B12 38
        Le calcium 39
        Autres minéraux 40

Chapitre 3 : Comment faire la transition à un régime végétalien 43
    Faire une transition vers des aliments à base de plantes . 43

Equiper votre cuisine de la bonne façon 47
S'attacher à un tout nouveau style de vie 52

Chapitre 4 : Éviter ces erreurs communes 57
Éviter les risques de véganisme 57
La rédaction de votre plan d'alimentation végétalien 61
Caractéristiques nutritionnelles de votre régime végétalien 64
Apport calorique quotidien x pourcentage macro = calories 68

Chapitre 5 : Recettes de Petit déjeuner végétalienne   71
Gaufres ciboulette avec du soja et des champignons d'érable...71
Avocat Salsa et haricots mexicains sur Toast 75
Lemon Poppy Scones 78
Crêpes végétaliennes.......................................80
Crêpes Garbanzo-avoine 82

Chapitre 6 : Recettes pour un Déjeuner végétalien 84
Sauté de Seitan et haricots noirs..........................84
Quiche aux épinards tofu sans œufs 88
Mac Végétalien sans fromage 90
Pâtes à la tomate, basilic et l'huile d'olive..............92
Carotte riz noix Burger....................................94

Chapitre 7 : Recettes de Dîner végétalienne   97
Patates douces à la noix de coco au curry 98

Tarte Shepherd végétalienne 101
Légumes rôtis au pois chiches d'été 105
Légumes et sauce tofu aux arachides 107
Fajitas végétalien 109

Chapitre 8 : Recettes de Dessert végétalienne 111

Gâteau de carotte végétalien 111
Bar Salé de biscuit au caramel 115
Crème glacée de chip à la menthe au lait de coco 118
Gâteau orange végétalien 120
Meringues Rose Végétalienne 122

Chapitre 9 : soupes VEGETALIENNE, ragoûts et salades   124

Salade boulgour croquante 124
Soupe à la tomate 127
Orge et Potée de lentilles 130
Épinards et Soupe aux lentilles 132
Haricots noirs et salade de maïs 134

Chapitre 10 : Des goutes Végan ET UNE Recette Smoothie   136

Smoothie aux fraises et flocons d'avoine 136
La patate douce, Chili, aux quésadillas de beurre d'arachide 138
Confiture de fraises 141
Fromage Végan à la Crème cashew 143
Smoothie de chou frisé à la banane 145

Bonus CHAPITRE : 14 plan de la Mise EN ROUTE de la journee vegan   147

Mot de fin   154

A propos DU Co-auteur 156

Introduction

Tout d'abord je tiens à vous remercier et vous féliciter d'avoir choisi le « Le régime végétalien pour débutants : L'Ultime guide diététique pour débutant végétalien avec livre de recettes. »

Ce livre vous emmène dans un voyage spectaculaire avec la nourriture et des légumes, plus précisément. Si vous ne vivez pas encore une histoire d'amour avec vos amis les légumes, il est temps pour vous que vous apprenez comment tirer profit des nombreux avantages qu'elles offrent. Le véganisme n'est pas une mode, il est un mode de vie-et vous avez le meilleur guide contenu dans ce livre. Merci encore d'avoir acheté ce livre et je vous souhaite une bonne lecture !

Par ailleurs, avant de commencer, je vous recommande de vous __joindre à notre bulletin électronique__ pour recevoir des mises à jour sur les nouvelles versions du livre ou des promotions à venir. Vous pouvez vous inscrire gratuitement, et en prime, vous recevrez un cadeau gratuit. Notre livre intitulé « Erreurs sur votre Santé et sur votre remise en forme que vous faites sans le savoir »! Ce livre a été écrit pour démystifier, ressortir les meilleures astuces et vous équiper avec les informations dont vous avez besoin pour obtenir la meilleure forme de votre vie. En raison de la quantité énorme de désinformation et de mensonges proférés par les magazines et les « gourous » autoproclamés, il devient de plus en plus difficile d'obtenir des informations fiables pour maintenir sa forme. Plutôt que d'avoir à passer par des dizaines de sources biaisées, peu recommandables et non fiables pour obtenir vos informations de santé et de remise en forme.

Encore une fois, joignez-vous à notre bulletin électronique gratuit et recevez une copie gratuite de ce précieux livre, s'il vous plaît visitez dès maintenant le lien et faites votre inscription :

www.hmwpublishing.com/gift

Chapitre 1 : Les principes de base du véganisme

Le véganisme est un régime spécifique qui implique l'abstinence complète de toutes sortes de produits d'origine animale. Ceux qui décident de devenir végétalien, le font en fonction des raison suivantes :

1. Véganisme alimentaire. Ceci est un végétalisme strict, et lorsque vous suivez ce type de régime, vous restez loin de toutes sortes de produits d'origine animale, y compris les produits laitiers et les œufs. Tout ce qui est de source animale doit être évité.

2. Le véganisme éthique. Celui-ci est un type de végétalisme qui dépasse et va au-delà des restrictions alimentaires car une personne qui est

végétalien d'éthique se doit de s'abstenir également de l'utilisation des animaux et de produits fait à base d'animaux, tel que dans la fabrication des vêtements.

3. Véganisme environnemental. Ce type de véganisme sous-entend que l'utilisation des produits d'origine animale devient un potentiel danger pour l'environnement.

Envisagez-vous de devenir végétalien ? Pensez-vous faire le grand saut, mais vous resté encore inquiet à propos de beaucoup de choses ? Dans les pages qui suivent, vous découvrirez assez des choses pour vous sentir à l'aise dans ce voyage que vous envisagez de prendre ou alors apprendre d'avantage si vous avez déjà quelques idées et êtes engagé à devenir végétalien.

Différents types de régimes végétaliens

Vous avez suivi les raisons majeures pour lesquelles les gens décident de devenir végétalien. Voici une liste de différents types de régimes végétaliens. Si vous cherchez quel chemin suivre, sachez que vous avez le choix entre ceux-ci:

1. **Végan éthique** - Comme il est mentionné dans la page précédente, un végétalien éthique est une personne qui s'abstient de la consommation de toutes sortes d'animaux et sous-produits animaux tels que la viande, le fromage, le miel, les produits laitiers, les œufs et le poisson. Mis à part cela, ils ne portent pas de vêtements ou d'accessoires fabriqués à partir d'animaux tels que la soie, le cuir, la fourrure et il n'utilise pas non plus les

produits cosmétiques testés sur les animaux. Parfois, leur position morale va bien au-delà de la consommation ; car ils peuvent boycotter un magasin qui vend des produits d'origine animale. Les cirques et les zoos sont une honte pour eux ; et leur position en tant que végétalien est né de leur conviction que tous les êtres vivants sont égaux, par conséquent les animaux ne doivent pas être exploités, en aucune façon.

2. **Origine Végan végétale** - De nombreux végétaliens à base de plantes décident de devenir végétalien pour des raisons de santé. Leur régime alimentaire n'est pas très strict, et ils peuvent consommer du miel ou d'huile de poisson ; et contrairement aux végétaliens éthiques, ils ne sont pas obligés de s'abstenir de l'utilisation des

vêtements faits à partir d'origine animale et ainsi de suite.

3. **Végétalien cru** - Une personne qui choisit de devenir végétalien cru décide de se réjouir des bienfaits que cela apporte à la santé. Leur régime alimentaire est strict car en dehors de l'abstention de la consommation des animaux ou des sous-produits animaux, ils ne consomment pas ce qui est cuit au-dessus de 1150F. La cuisson des légumes les appauvrit généralement de leurs nutriments essentiels. Le régime alimentaire d'un végétalien cru sera composé de légumes, de fruits, des noix, des choux, des graines, des racines, des épices naturelles, d'herbes fraîches, d'huiles pressées à froid, de beurre de noix brutes, du lait de noix brutes, d'algues marines, d'olives non transformés, de fruits secs, de sauce de soja non

pasteurisé, de poudre de cacao brute, de vinaigres, et du pur sirop d'érable .

4. **La malbouffe Végan** - Un végétalien malbouffe est une personne qui est un végétalien éthique, mais qui ne se préoccupe pas du tout des bienfaits que le végétalisme apporte à la santé. Ceci veut dire qu'il n'embrasse pas les bienfaits que l'alimentation apporte à sa santé, et peut consommer de la malbouffe végétalienne, de façon tout à fait excessive. Il est la preuve que le véganisme ne signifie pas automatiquement que vous mangez sainement.

Avant de faire le grand saut

Dans tout ce que vous devez faire, il est conseillé de chercher au préalable l'avis d'un expert. Surtout si vous êtes sur le point de faire quelque chose pour la toute première fois, et vous n'avez aucune idée à ce sujet, quelques conseils vous seront très utiles.

Avant le grand pas, voici quelques détails que vous devez savoir :

1. **Ne soyez pas si pressé.** Le voyage ne va pas être facile, mais il sera fructueux, surtout lorsque que vous l'aurez achevé. Peu importe la hauteur de la montagne qui se trouve devant vous, vous devez y aller à votre propre rythme. Essayez de ne pas vous presser. Croyez que vous allez y arriver, une étape-à la fois. Si vous devez aller d'un produit animalier à la fois faites-le comme tel. Si vous voulez commencer par un repas végétalien par jour, allez-y. Le but c'est d'y arriver peu importe la vitesse.

2. **Mettez l'accent sur les fruits et légumes.** La grande erreur que beaucoup font en devenant végétalien c'est qu'ils ont trop de produits à base d'amidon tels que les pommes de terre, les pâtes, le riz et le pain. Pour compenser l'absence de la viande, ils se gouffre d'amidon qui est riche en vitamines et en nutriments comme les légumes et les fruits.

3. **Ne pas avoir peur d'expérimenter.** Beaucoup de gens pensent que les végétaliens sont mal nourris, mais ce n'est pas vrai. Vous devriez être plus ouvert à explorer le monde du véganisme afin que vous puissiez en tirer profit de ses avantages. Jouez avec les saveurs et ouvrez-vous à de nouveaux plats, de tel sorte à élargir votre horizon.

4. **Choisissez des grains entiers**. Au lieu d'avoir beaucoup de pâtes et du pain, choisissez des grains entiers, de préférence. Ils seront aussi une bonne source de protéines, alors assurez-vous d'emmagasiner divers types de grains.

5. **Trouver le bon soutien**. Certains disent que vous vous en sortez plus avec l'aide des amis et que ça compte beaucoup, surtout lorsque vous êtes « bébé » végétalien. Travailler avec un groupe est une bonne chose parce que vous devenez responsable les uns des autres. Vous avez quelqu'un qui va vous critiquer, rappeler, motiver, inspirer et vous guider pendant tout le parcours. Vous pourrez partager vos expériences, des conseils, des charges, et ainsi de suite.

6. **Décidez la façon dont vous allez vous procurer la nourriture**. Cela peut sembler ridicule, mais c'est essentiel. Est-ce que vous allez cuire les aliments ou vous allez payer pour la livraison de la nourriture végétalienne ? Vous devez comprendre que faire les bons choix alimentaires va être très difficile, donc vous devez avoir un contrôle absolu. En faisant cuire vos propre aliments, vous saurez à coup sûr ce qui est servi dans votre assiette- Passer la commande à partir d'un restaurant végétalien est une bonne idée car vous avez moins de pression, mais en même temps vous n'avez plus beaucoup de choix par rapport à ce qui vous sera livré chez vous. Pourtant, cette option demeure la meilleure comparé à récurer un menu dans un restaurant pour voir ce qui convient dans votre alimentation.

7. **Désencombrez votre vie**. Débarrassez-vous de vos vieilles habitudes. En commençant par votre maison, vous devez nettoyer votre réfrigérateur et garde-manger pour enlever tout ce qui va à l'encontre de votre nouveau régime. Vous devez également apporter des modifications à votre routine-moins de tours dans les épiceries et les restaurations rapide, à moins que vous soyez sûr qu'il convient à votre nouveau style de vie.

8. **Étudiez le régime alimentaire méticuleusement**. Evidemment, vous finirais par tout maîtriser, mais en tant que débutant, vous pouvez vous sentir complètement perdu. Avant de commencer, vous devez vous donner un peu de temps pour apprendre. Ce livre est une excellente façon de commencer, car il vous donnera un aperçu de toutes les choses que vous devez savoir.

Ne pas se contenter de connaître peu. Si vous allez le faire, vous devez bien le faire, vous devez donc étudier. Votre but est de maîtriser l'alimentation, même les yeux fermés. De cette façon, vous pouvez être sûr que tout ira bien.

9. **Soyez gentil avec vous-même**. Ça sera difficile, et vous aurez des dérapages, mais un ou quelques jours ne vont pas déterminer votre voyage donc ne vous laissez pas abattre. Si vous tombez, revenez sur votre trajet et continuer à avancer. Ne soyez pas pressé à abandonner votre voyage-il en vaudra la peine à la fin.

10. **Apprenez comment compléter**. Il y a certaines choses que votre régime alimentaire va manquer, tel que le fer, vous devez donc prendre des suppléments. Vous ne pouvez pas vous priver de ce

qu'il a besoin pour fonctionner normalement, suivez donc attentivement votre régime alimentaire et déterminez quels suppléments vous devez y ajouter.

Ce qu'est-ce vraiment un régime végétalien

Une grande question se pose sur l'ensemble du phénomène végétalien. Les gens semblent être confondus avec les termes et les inclusions, donc si vous allez vraiment vous entreprendre, vous devez être pleinement conscient de ce que c'est.

La confusion existe entre le terme végétalisme et végétarisme. Les végétariens ne mangent pas la volaille, le poisson et la viande. Les végétaliens sont aussi des végétariens qui en plus ne mangent pas et ne consomme pas de produits laitiers, les œufs, les cosmétiques, la laine, la soie et les savons fabriqués à partir de produits d'origine animale.

Sur la base de la discussion précédente, on peut choisir devenir végétalien pour plusieurs de raisons :

- Santé
- Environnement
- Éthique

Pourquoi voulez-vous devenir végétalien ? Le phénomène du véganisme remonte depuis les années 1944. Cependant, c'est en 1949 que la Croix Leslie J a donné une première définition : « Le principe de l'émancipation des animaux de l'exploitation par l'homme pour mettre un terme à l'utilisation des animaux par l'homme pour la nourriture, les matières premières, le travail, la vivisection et toutes les autres utilisations impliquant l'exploitation des animaux par l'homme ».

Cette définition a évolué depuis, mais, en ce qui concerne la nourriture, le régime alimentaire végétalien est constitué de légumes, des fruits, des graines, des céréales, des noix, des légumineuses et des haricots.

Faire reculer les myths Vegan

Il y a des commentaires mitigés sur le régime végétalien, et si vous avez des doutes, il se peut que vous soyez préoccupé par certains de ces mythes. Avant de commencer, il est nécessaire que vous maitrisiez ces mythes, pour éviter la confusion. Vous devez comprendre le végétalisme dans tout son ensemble avant de vous décider à ce sujet, s'il est temps pour vous de faire face à la vérité la concernant:

- **« La nourriture est fade et ennuyeuse. »** Les gens pensent que la nourriture végétalienne n'a pas de gout, mais ceci est complètement faux. Ce livre vous donnera 100% de recettes végétaliennes fantastiques qui sont alléchants. Il y a tellement de façons d'habiller un bol de légumes si vous savez quoi faire. Et de manquer sur tous les aliments, vous êtes habitué, comprendre que si vous savez où chercher, il existe des alternatives végétaliennes qui pourront satisfaire toutes vos envies.

- **« Vous allez vous sentir fragile et faible. »** Les gens ont cette façon de penser que le régime végétalien est insuffisant et privée de tout le nécessaire, donc vous vous sentirez faible parce que votre corps est en manque continuellement. Savez-vous que de nombreux athlètes ont maintenu un strict régime végétalien ? Une alimentation à base de plantes peut vous fournir suffisamment tout ce dont vous avez besoin, aussi longtemps que vous savez comment bien le faire.

- **"Ce n'est pas sain.** «En un mot, végétalien est faible en gras, et est un régime alimentaire à base de plantes stricte et est connu pour inverser et améliorer les conditions de santé pour les personnes atteintes de maladies cardiaques et le diabète. Il empêche également l'obésité, qui est un problème croissant, dans le monde entier. Comment n'est-t-il pas bonne pour la santé, du tout ? Pourtant, végétalien ne signifie pas automatiquement qu'il est en bonne santé, surtout si vous consommez beaucoup de malbouffe végétalienne. Mais idéalement, la forme la plus simpliste de ce régime est très bénéfique pour votre santé.

- **« Il est coûteux à entretenir. »** Tenez-vous aux agrafes-bananes, pommes de terre, les céréales et les haricots, parce qu'ils ne sont pas seulement la plus saine, ils sont aussi le plus pratique d'avoir. Si vous savez comment jouer avec ces ingrédients, vous vous rendrez compte que le régime végétalien est très rentable. Et avez-vous déjà vérifié que ces légumes ne sont pas cher? Il ne doit pas être wholefoods-il vous suffit de savoir comment utiliser la nourriture que vous pouvez avoir.

- **« Manger va être un cauchemar. «** Les gens ont tellement peur de faire le changement végétalien parce qu'ils pensent que manger à l'extérieur sera si difficile. Si vous connaissez le régime végétalien, de fond en comble, vous vous rendrez compte qu'il y a tellement d'options pour vous. En outre, il y a beaucoup plus d'endroits végétaliens de nos jours, ce n'est plus si difficile. Vous pouvez même demander au serveur une alternative végan d'un plat que vous souhaitez commander si vous voulez rendre les choses plus faciles pour vous-même.

- **« Vous ne serait pas en manque de protéines.** Puisque vous ne mangez pas de la viande, savez-vous où acquérir une source de votre protéine ? Les protéines peuvent être obtenues à partir de graines, de noix, des légumineuses et des pois. Vous ne devriez pas manquer en protéines si vous les incluez assez dans votre alimentation.

Chapitre 2 : Les bienfaits d'un régime végétalien A LA santé

Tout simplement parce que vous prenez la voie du végétalisme ne signifie pas que vous êtes l'incarnation même de la santé. Mais le régime végétalien plus soigneusement planifiée peut être très bénéfique pour votre santé et votre bien-être.

Est-il la bonne décision pour vous ?

Pourquoi devriez-vous devenir végétalien ? Parmi les nombreuses disciplines autour de l'alimentation, pourquoi devriez-vous singulariser végétalisme ? Les gens choisissent de devenir végétalien pour trois raisons principales, à cause de leur santé, leur environnement, et pour des raisons éthiques.

Si vous souhaitez consolider votre mouvement, vous voudrez peut-être comprendre intimement les trois aspects suivants :

La santé

En ce qui concerne la santé, vous faites le tour du végétalisme et embrassez le monde des fruits et légumes parce que vous vous rendez compte qu'ils sont vos paris les plus sûrs contre toutes sortes de maladies :

- Cancer (Cancer du côlon et cancer de la prostate)
- Maladie cardiovasculaire
- Hypertension
- La cardiopathie ischémique
- Obésité
- Accident vasculaire cérébral
- Diabète de type 2

Le monde est très toxique. Il y a beaucoup de potentiels poisons dans le monde alimentaire et quand vous réalisez enfin l'impact de ce fait, sachez que vous pouvez devenir végétalien et changer votre vie. Un plan de repas végétarien bien construit peut être très sain pour vous. Votre mode de vie végétalien peut très bien prolonger votre vie et améliorer la qualité de vie que vous vivez.

L'environnement

La nourriture est une nécessité. La production alimentaire est devenue une priorité, et il a été un gros problème depuis longtemps, mais le monde ne pourra pas soutenir les impacts agricoles si elle continue à ce rythme actuel. La demande de produits d'origine animale a considérablement augmenté au fil des ans, alors le but du véganisme est aussi de se décider pour sauver la planète.

Les pratiques impliquées dans la production alimentaire exploitent fortement les ressources naturelles de la planète. Si ça continue, les conditions vont empirer, et finalement, il n'y aurait pas assez de nourriture pour nourrir le monde entier.

Vous devez comprendre que l'adoption d'un mode de vie végétalien va entraîner moins d'empreinte de carbone. Il est donc plus que nécessaire de faire un choix sain pour votre corps, vous faites aussi un tour sain pour la planète (et toutes les espèces vivantes en elle y compris).

L'éthique

Avez-vous pensé à la façon dont le poulet atterris dans votre assiette à votre table ? Le monde a longtemps joui de la consommation de la viande tout en restant inconscient de la terrible vérité qui implique l'abattage des animaux pour la nourriture.

Vous ne devez pas être un amoureux des animaux pour faire de ce stand. Mais la plupart des méthodes connues sont très envahissantes, et la seule façon que vous pouvez prendre activement un mouvement contre ces pratiques malsaines est de refuser de le soutenir. Votre tour végétaliste dit au monde que vous êtes le genre de personne qui ne siégera pas et prétend qu'il est bien de nuire aux animaux.

Ceux qui choisissent de devenir végétalien tienne cette décision tout à cœur, que ce soit pour leur santé, l'environnement ou le bien-être des animaux. Sachant ce que vous savez maintenant, pensez-vous que ce soit la bonne décision pour vous ?

Le véganisme et la perte du poids

L'obésité est un problème majeur du monde et beaucoup de vies sont perdues, tous les jours, en raison des effets néfastes de l'obésité. D'une certaine manière, tout tourne en rond vers le bas lorsque vous commencez à prendre des kilos en plus. Bien qu'étant en forme ça ne garantit pas une santé optimale, l'obésité n'est pas quelque chose que vous devriez être d'accord avec.

Le végétalisme et la perte de poids sont la plupart du temps en fonction de la teneur élevée en fibres de légumes et de fruits. Les Fibres, si vous ne le saviez pas, sont comme un vide dans votre système. Lorsque vous avez beaucoup de fibres, votre corps sera plus efficace à nettoyer votre tube digestif de ses toxines. En plus de ses propriétés de nettoyage, les légumes sont extrêmement faibles en calories et aidera dans le contrôle du poids par rapport à un autre type de régime alimentaire.

Comprendre la nutrition végane

Alors, comment pouvez-vous maximiser les avantages de devenir végan ? Tout cela semble bien sur le papier, mais comment pouvez-vous appliquer ce mode de vie afin que votre corps reçoive la bonne quantité de nutrition dont il a besoin ?

La graisse

Alors que vous pensez être intelligent en éliminant de la graisse, en devenant végétalien, le corps doit encore être fourni avec de la graisse. Dans cet optique, vous pouvez obtenir une source de votre graisse de ce qui suit :

- Avocat
- Noix de coco
- Beurre de noix (beurre de noix de cajou, le beurre d'arachide, le beurre de noix, du beurre d'amande, de noisette beurre)

- Des noisettes
- Les huiles (huiles de noix de coco, l'huile d'olive, l'huile d'avocat, l'huile de canola, l'huile de riz)
- Beurre de graines (beurre de graines de citrouille, le beurre de tournesol, graines de chanvre beurre)

Les acides gras omega-3

Une sorte de graisse saine, vous pouvez obtenir des acides gras oméga-3 à partir de l'huile de canola, du lin, huile de lin, le soja, le tofu et les noix.

Protéine

Les gens pensent que les protéines proviennent uniquement des animaux et sous-produits animaux. Le corps a besoin parce que les muscles et les os en dépendent pour une structure saine et de réparation. Si vous devenez végétalien, vous obtiendrez votre protéine à partir :

- Des Amandes
- Du brocoli
- Des Pois chiches
- Du chou frisé
- Des Lentilles
- Du beurre d'arachide
- Du Pois
- Des Patates
- Du Riz
- Du Lait de soja
- D'épinard
- Du Tofu
- Du pain de blé entier

La vitamine D et la vitamine B12

La vitamine D n'est pas facile à obtenir dans le régime végétalien. B12, d'autre part, est rare, mais la demande est assez faible. Peu importe, vous devez fournir votre alimentation en conséquence. Bien sûr, la source la plus naturelle de la vitamine D est toujours le soleil, mais vous pouvez aussi l'obtenir de la vitamine D du lait de riz enrichies et le lait de soja. Dans le cas de la vitamine B12, ses sources sont végétaliennes :

- Levure alimentaire rouge étoile (formule sport végétarien)
- Miso
- Algue
- Tempeh

Le calcium

Il ne fait aucun doute que le corps a besoin de calcium, le zinc, le fer et toutes sortes de minéraux. Le calcium est nécessaire pour avoir des os en bonne santé, et ils sont obtenus à partir des sources suivantes :

- Amandes
- Mélasse
- Lait de soja enrichi en calcium
- Enrichi de calcium du jus d'orange
- Légumes vert foncé
- Graines de soja
- Yaourt de soja
- Tahini
- Tofu

Autres minéraux

Le fer, Ce qui est nécessaire pour la santé du sang, et provient de ce qui suit :

- Feuilles de betteraves
- Haricots noirs

- Haricots à œil noir
- Mélasse
- Bokchoi
- Boulgour
- Pois chiches
- Chou frisé
- Haricots
- Lentilles
- Pois
- Jus de prune
- Raisins secs
- Graines de soja
- Blette
- Tahini
- Tempeh
- Pastèque

Le Zinc est vital pour les femmes enceintes et est essentielle pour le maintien du système immunitaire. Il peut provenir de :

- Légumineuses
- Noix et graines
- Céréales
- Les haricots (haricots, pois chiches)

Une bonne connaissance de la nourriture et leur contenu nutritionnel est la clé.

Chapitre 3 : Comment faire la transition à un régime végétalien

La transition d'un régime à l'autre va être un combat. Les vieilles routines à abandonner ne va pas être facile, mais une transition réussie est vraiment impressionnant. Dans ce chapitre, vous apprendrez à mieux prendre le contrôle de votre voyage.

Faire une transition vers des aliments à base de plantes

Il semble simple, mais vous pouvez demander à quelqu'un qui la déjà fait, et ils vous diront que ça ne l'est pas. Faire un changement et d'adopter de nouvelles habitudes peut être très difficile, mais ce n'est pas une fatalité.

La meilleure façon d'y parvenir est de suivre un processus. Pour rendre les choses plus simples et plus accessible, vous aurez besoin d'un plan d'attaque, étape par étape. Pour votre voyage pour devenir végétalien, procédez comme suit pour une transition en douceur :

- **Étape 1 : Définir votre motivation.** Pourquoi faites-vous cette transition ? Est-ce que vous faites cela à cause de votre état de santé ? Faites-vous un choix éthique pour l'environnement et le bien-être ou pour des animaux ? Voulez-vous perdre du poids ? Il est essentiel que cela est clair car il alimentera votre voyage. Si ce n'est pas correctement défini, il est assez facile de s'affaiblir. Mais quand il y a une base solide établie depuis le début, votre transition sera soutenue par une puissante motivation.

- **Étape 2 : Définissez vos attentes.** Ça ne sera pas une promenade dans le parc. Celui qui dit que ça va être facile, sans doute n'est pas passer par la transition. C'est difficile, et vous aurez envie d'arrêter, à chaque fois, donc tenez-vous prêt. Vous devez être prêt à lutter contre vous-même, les pulsions, la tentation, et ainsi de suite.

Autrement dit, définir vos attentes de manière réaliste, mais ne pas oublier de vous rappeler qu'il a été fait avant que vous puissiez le faire aussi. Oui, c'est difficile, mais il y a une récompense remarquable à la fin.

- **Étape 3 : Renseignez-vous.** Vous ne pouvez pas passer par cela sans asseoir et étudier. Le monde du véganisme n'est pas quelque chose que vous faites à un coup de tête parce qu'il y a tellement de choses à apprendre si vous allez bien faire les choses. Il est plus que juste une connaissance sur quoi manger et quoi ne pas manger. Ce livre vous met en place au bon endroit, donc en profiter.

- **Étape 4 : Rédigez un plan.** Armés de l'information, vous pouvez rendre les choses plus faciles à réaliser en écrivant vos idées. Il vous servira de guide afin que vous ne deviez pas y passer par comme un poulet sans tête. Un chapitre de bonus dans ce livre comprend un plan de repas que vous pouvez utiliser. Il est peut-être un modèle pour le plan que vous allez écrire pour vous-même.

- **Étape 5 : Prenez un jour à la fois.** Bien sûr, toute cette préparation physique et mentale ne sert à rien sans l'action correspondante. Si vous êtes tous ensemble, alors vous devez y arriver. Il suffit de prendre un jour à la fois. Vous ne devez pas vous dépêcher. Si vous ne parvenez pas un jour, alors vous devrais tout recommencer. Finalement, les choses viendront naturellement à vous, et vous vous rendrez compte que le véganisme est déjà dans votre système.

Equiper votre cuisine de la bonne façon

Pour lancer votre nouveau style de vie, vous devez transformer votre cuisine en un garde-manger végétalien. Tout d'abord, vous devez vous débarrasser de tous les trucs que vous n'avez pas besoin, le jeter ou le donner à quelqu'un; Ensuite vous devez planifier vos repas; enfin, il faut faire du shopping.

Le shopping pour la nourriture va être amusant. Tant que vous savez ce qu'il faut mettre dans votre panier, il ne devrait pas être si difficile. En tant que débutant, vous devez commencer par les bases. A la longue, vous allez construire un garde-manger végétalien qui est entièrement équipée.

Aliments	Sources
Substituts du beurre	L'huile et le beurre végétalien
Les glucides	Les pâtes de blé entier, les nouilles soba
Substituts du fromage	Levure alimentaire, le fromage de riz, fromage de soja, de noix et de fromage végétalien maison
Condiments	Mayonnaise végétalienne, moutarde non-OGM, et le ketchup
Substituts laitiers	Yaourt aux amandes, le yogourt de noix de coco, yaourt de soja, fromage à la crème végétalien

Substituts d'œufs	Compote de pommes et les bananes, aquafaba, œufs de marante, les œufs de graines de chia, pois chiches, œufs de la farine, les œufs de fécule de maïs, œufs de graines de lin moulues, tofu
Fruits	Tous les fruits en saison en particulier ceux à faible teneur en sucre comme le pamplemousse, le citron, les canneberges, les citrons verts, grenade, fraises, bleuets, cassis
Substituts du lait	Lait d'amande, lait de noix de cajou, le lait de chanvre, le lait d'avoine, lait de riz, lait de soja
Substituts de la viande	Saucisses champêtre rôties, frais jardin et produits surgelés, doux Terre

Noix, graines et fruits secs	Amandes, graines de chanvre, les graines de chia, graines de lin moulues
Substituts de viande à base de plantes	Le riz brun, le boulgour, les pois chiches, l'épeautre, les légumineuses, le tofu organique non-OGM, seitan, tempeh, de quinoa, de grains entiers

Les protéines	Artichauts, asperges, amarante, amandes, les haricots, le brocoli, les pois aux yeux noirs, les graines de chia, pois chiches, edamame, pois verts, les haricots verts, les graines de chanvre, lait de chanvre, les lentilles, la levure alimentaire, la farine d'avoine, le beurre d'arachide, le soja, la spiruline, épinards, le tahini, le tofu, les graines de citrouille, le quinoa
Les assaisonnements	Poudre de chili, le cumin, le basilic séché, l'origan, le romarin, le thym et, chipotle moulu, gingembre moulu, poudre d'oignon, le piment rouge, le vinaigre de riz, sriracha, sauce tamari ou de soja,

Édulcorants	Mélasse, 100% de sirop d'érable biologique, le stevia non transformé, zulka
Des légumes	Tout ce qui est en saison. Légumes verts à feuilles (surtout) Mais ajouter beaucoup de persil, l'ail, la coriandre, la menthe et le gingembre (pour l'assaisonnement)
Autres	Vinaigre de cidre de pomme, farine de pois chiche, fumée liquide, olives, poivrons rouges grillés, tomates séchées

S'attacher à un tout nouveau style de vie

Une fois que vous avec du succès avec la transition vers le véganisme, votre prochain objectif est de le maintenir. Vous avez appris le processus, il est donc nécessaire que vous le conserviez dans votre système- sinon, tout ça aura été pour rien.

Comment pouvez-vous rester végétalien, maintenant que vous avez déjà commencé ? Voici quelques stratégies gagnantes que vous pouvez appliquer :

- **Gardez votre tête dans le jeu.** Rappelez-vous toujours vos motivations et raisons, car il est censé donner une direction à votre voyage. Si vous voulez continuer, vous devez garder votre tête dans le jeu.

- **Trouver la joie à manger végétalien**. L'erreur que les gens c'est qu'ils considèrent un régime comme celui-ci comme une « punition ». Comment pouvez-vous trouver le bonheur, dans une punition ? Vous devez apprendre à voir toute l'expérience sous un angle positive. Découvrez de nombreuses recettes végétaliennes étonnantes qui vous permettent de profiter de la sélection des aliments. La santé ne doit pas être ennuyeux. Végétalien n'est pas synonyme de fade. Il peut être magnifique.

- **Mettez vos aliments**. Si les repas au restaurant sont toujours une bataille pour vous, anticiper le pire. Au lieu de vous mettre dans une mauvaise position, préparez-vous. Apportez votre lunch au travail, aux voyages, à des rencontres, et ainsi de suite. Ne comptez pas sur l'existence d'un menu végétalien. Au lieu de cela, prendre les choses en main et emballer vos aliments.

- **Trouver des substituts sains**. Si vous avez peur de vous faire plaisir avec certains de vos envies, alors laissez-vous savourer des substituts qui vous aideront à apporter le bonheur à votre ventre.

- **Faire la transition lentement**. Certaines personnes vont envisager d'aller à froid dinde et abandonner leur ancien mode de vie pour adopter un régime entièrement végétarien, mais si vous pensez que cela va être impossible, vous pouvez prendre un rythme que vous pouvez gérer. Certaines personnes commencent par renoncer à un produit animal à la fois jusqu'à ce qu'ils deviennent entièrement végétaliens. Vous pouvez commencer par éliminer le bœuf, ou vous pouvez envisager d'abandonner toutes les viandes, sauf pour les fruits de mer. Certaines personnes vont commencer par un repas végétalien par jour jusqu'à ce qu'ils soient plus confiants de devenir complètement végétalien.

- **Ajouter de l'exercice**. Si vous voulez vous laisser place à une certaine indulgence et vous voulez vous détendre pendant votre alimentation, pour un peu, ajouter une activité physique qui gardera les choses au contrôle. Ceci, à son tour, complèteras les choses parce que non seulement votre conscience de la santé sera axée sur le régime alimentaire, mais aussi l'exercice.

Chapitre 4 : Éviter ces erreurs communes

Votre voyage ne va pas être facile, et vous allez rencontrer des problèmes tout le long du chemin. Surtout si vous ne faites pas attention et vous ignorez les risques, les choses peuvent mal tourner.

Comme toujours, l'information appropriée va être votre arme la plus puissante. Si vous prenez le temps d'étudier le végétalisme, il sera plus facile pour vous d'éviter de faire des erreurs.

Éviter les risques de véganisme

Il y a peu de risques que vous pouvez rencontrer lorsque vous démarrez le régime végétalien :

1. **Manger trop de calories.** Puisque le riz, le pain et les nouilles sont non-animale, les gens ont tendance à charger sur ces hydrates de carbone, de sorte qu'ils finissent par manger beaucoup plus. Autant que possible, se concentrer sur les légumes et les céréales parce qu'ils sont les plus nutritifs. L'erreur est qu'au lieu de devenir végétarien, on finit par être un starchatarian-et adopter un régime comme qui est très riche en calories.

2. **Manger trop peu de calories.** Eh bien, si vous ne mangez pas trop, vous pouvez manger trop peu. Les légumes sont faibles en calories, en général, et si votre alimentation est concentrée sur les légumes, vous ne pourrez pas fournir votre corps efficacement. Bien sûr, ce qui se traduira par la faiblesse et la maladie.

3. **Ne pas obtenir suffisamment de nutriments.** Vous devez être réaliste. Les légumes ne peuvent vous soutenir uniquement, donc vous devrez explorer le monde du véganisme pour être en mesure de compenser votre déficit en protéines, le zinc, le fer, le calcium, la vitamine D, la vitamine B12 et les acides gras oméga-3. Il existe des sources non animales pour ces aliments-et vos connaissances vont être important.

4. **Boire une quantité insuffisante d'eau.** Le corps a besoin d'eau (au moins sept verres par jour), que vous soyez ou non un végétalien. Mais comme l'un, l'eau est nécessaire pour déplacer la fibre de manière plus efficace. Votre régime alimentaire va être très fibreux en raison des fruits et légumes, et vous avez besoin d'eau afin que vous

puissiez éviter des problèmes de constipation, de gaz et ballonnements.

5. **Mettre peu ou pas d'importance à la planification des repas.** Certaines personnes se sentent trop confiants, et ils abandonnent ce qu'ils ont fait au début de leur voyage, comme la planification des repas. C'est bien vraiment, mais il vous rend plus assujetti à l'erreur. La planification des repas vous permet d'être plus exigeant sur vos efforts. Il protège vos repas près-vous pouvez donc maintenir le régime. Autant que vous le pouvez, observer religieusement cette habitude afin que vous puissiez vérifier la nutrition, les calories et des ingrédients. En outre, il est plus facile d'assurer la variété quand vous vous asseyez pour planifier.

Si vous ne faites pas attention, il est facile de souffrir de ces risques, alors assurez-vous d'accorder plus d'attention à ce que vous mangez.

La rédaction de votre plan d'alimentation végétalien

Un plan d'échantillonnage vous est fourni à la fin de ce livre. Vous utiliserez ce plan comme modèle-de sorte que vous pouvez commencer à écrire le vôtre. Comment écrivez-vous un régime alimentaire ?

- **Étape 1 : Connaître les limites de votre alimentation.** Qu'elle est la nourriture qu'on peut-on manger ? Quels sont les aliments que devriez-vous éviter ? Il est pertinent que vous ayez prévu tout ceci avant parce que les prochaines étapes dépendront de votre parfaite connaissance des limites de votre régime alimentaire.

- **Étape 2 : Déterminez vos rapports macro et calories.** Combien de calories vous prenez sur une base quotidienne ? Est-ce que cela va être suffisant pour vos besoins primaires et spéciaux ? Vous allez travailler dehors ? Si oui, vous devez vous assurer que votre apport calorique tienne. Quel est le rapport entre vos macronutriments caloriques ? Combien de protéines, lipides et glucides de votre alimentation a-t-elle ? Il est essentiel que vous déterminiez cela pour que vous pouvez concevoir un plan de repas qui répond aux exigences et aux besoins de votre corps.

- **Étape 3 : Combien de repas vous allez avoir par jour ?** Est-ce que vous allez avoir trois repas-petit-déjeuner déjeuner et diner ; ou aurez-vous cinq repas-petit-déjeuner, déjeuner, dîner, gouters de midi et du soir ? Vous devez décider de cela parce que vous devez diviser les macronutriments et les calories en conséquence.

- **Étape 4 : Créer votre propre menu.** Si vous êtes un expert dans la cuisine et l'écriture de vos recettes, vous pouvez vous amuser dans cette section de votre écriture plane parce que c'est là que vous servirez de votre imagination et de votre créativité. Si vous n'avez pas la moindre idée de la formation d'une recette, ne vous inquiétez pas car il y a trop de sources que vous pouvez utiliser. Ce livre a inclus jusqu'à 30 recettes que vous pouvez essayer. N'hésitez pas à les modifier selon vos goûts.

- **Étape 5 : Commencez à magasiner.** Vous avez tout écrit et avoir soigneusement planifié ; maintenant il est temps pour vous d'écrire une liste de courses en fonction de votre plan de repas. Un plan de repas est bon parce qu'il oriente vos actions dans l'épicerie ou au marché. Vous ne devez pas marcher d'allée en allée en pensant à ce que vous pouvez obtenir ; il vous suffit de suivre une liste en fonction du plan. Ça sera facile.

Caractéristiques nutritionnelles de votre régime végétalien

Ce livre a parlé de calories, les macros nutritionnelles et j'en passz. Peut-être vous êtes confus sur la façon de planifier votre alimentation. Ce qui suit est un guide que vous pouvez utiliser :

Calorique macros (macronutriments)

L'apport calorique quotidien d'une personne dépend de cette exigence. Une personne peut se fournir 1500-3000 calories selon la façon dont il est actif.

Le genre	Âge	Calories		
		Sédentaire	Modérément actif	Actif
Enfant	2-3	1000	1000-1400	1000-1400

Mâle	4-8	1400	1400-1600	1600-2000
	13.9	1800	1800-2200	2000-2600
	14-18	2200	2400-2800	2800-3200
	19-30	2400	2500-2800	3000
	31-50 +	2200	2400-2600	2800-3000
	51 ci-dessus	2000	2200-2400	2400-2800
Femelle	4-8	1200	1400-1600	1400-1800
	13.9	1600	1600-2000	1800-2200
	14-18	1800	2000	2400
	19-30	2000	2000-2200	2400
	31-50	1800	2000	2200
	51+	1600	1800	2000-2200

Vos macros caloriques sont constituées de protéines, lipides et glucides. Le pourcentage que chacun prendra dépendra de vos besoins personnels. Ceux qui se livrent à beaucoup d'exercice physique ont besoin de plus grandes quantités de glucides pour l'énergie ; ceux qui suivent le régime cétogène maintiendrons une haute teneur en gras, régime faible en glucides ; et ceux qui soutiennent le régime paléo garderons une teneur élevée en protéines, le régime alimentaire faible en glucides.

- Les protéines contiennent 4 calories par gramme.
- Les hydrates de carbone contiennent 4 calories par gramme.
- Les graisses contiennent 9 calories par gramme.

Le tableau ci-dessus montre une estimation de la quantité de calories dont vous avez besoin par jour, en fonction de la façon dont votre vie est active. Le pourcentage le plus courant pour ces macronutriments scission est de 40 :40 :20 où 20% est gras. Vous pouvez modifier le pourcentage en fonction du type de régime que vous voulez avoir, mais utiliser cette équation pour calculer des calories :

Apport calorique quotidien x pourcentage macro = calories

Cela signifie que si vous suivez la scission macro donnée ci-dessus, vos besoins en matières grasses par jour (si vous êtes une ancienne femme de 30 ans avec un mode de vie sédentaire) seront de :

2000 x 0,2 = 400 calories

Comme il y a 9 calories par gramme de graisse, 400/9 = 44,44 grammes. Vous avez donc besoin de 44,44 grammes de matières grasses par jour.

Maintenant, voici un aperçu de vos besoins nutritionnels. Il est essentiel que vous puissiez fournir votre alimentation en conséquence, pour satisfaire les besoins de votre corps.

Nutritif	**Exigence quotidienne**
Protéine	0,9 g par kg de poids
Le fer	14.4-32.4 mg
Calcium	1000 mg (hommes et femmes entre 19-50 ans)
La vitamine B12	2 mcg
Vitamine D	800 UI
Iode	150-300 mg
Zinc	15 mg

| Les acides gras omega-3 | 250-500 mg |

Il y a aussi quelques applications que vous pouvez télécharger sur votre smartphone et gadgets pour être en mesure de le faire plus efficacement. Des applications telles que «MyFitnessPal» vous aiderons à prendre un enregistrement de vos repas et activités par jour tout en tenant compte des calories et de la nutrition. L'utilisation de ces applications contribuera à assurer que vous obtenez tout ce dont vous avez besoin.

Avez-vous apprécié ce livre jusqu'à ce niveau ? Nous espérons que vous avez appris tellement de choses parce que vous êtes déjà à mi-parcours et les chapitres suivants seront encore plus excitant.

Chapitre 5 : Recettes de Petit déjeuner végétalienne

Le premier repas de la journée est vital. Beaucoup de gens ont tendance à négliger, mais c'est une mauvaise habitude. Votre petit-déjeuner est censé démarrer votre journée pour une bonne lumière, alors assurez-vous d'avoir un bon repas le matin.

Découvrez ces recettes faciles à faire soi-même :

Gaufres ciboulette avec du soja et des champignons d'érable

Personnes : 6

Préparation : 25 minutes

Cuisson : 20 minutes

Ingrédients :

- 1 cuillère à soupe de levure chimique
- 130g de farine
- 1 cuillère à café de jus de citron
- 1 cuillère à soupe de sirop d'érable
- 500ml de lait de soja ou du lait de riz
- 6 champignons, tranchés
- 150g de polenta
- 2 cuillères à café de sauce soya légère
- 100 g de la patate douce, purée
- 2 cuillères à soupe d'huile de colza
- Bouquet de ciboulette ciselée
- Huile d'olive
- Yaourt de soja (facultatif)
- Sel et poivre pour relever le goût

Instructions :

1. Dans un bol, mélanger le lait, l'huile de colza et le vinaigre. Mélangez bien et ajoutez la purée de patate douce ensuite bien mélanger le tout.

2. Dans un autre bol, mélanger la farine, la polenta et la poudre à pâte. Assaisonnez avec du sel. Combiner le contenu des deux bols puis ajouter la ciboulette pour terminer la pâte.

3. Préchauffer le gaufrier, puis verser la pâte et cuire pendant environ 4-5 minutes.

4. Dans un petit bol, mélanger la sauce soja avec du sirop d'érable. Enduire les champignons avec ce mélange puis assaisonner avec le poivre. Enfin, faire sauter les champignons jusqu'à ce qu'ils soient bien cuits.

5. Servir les champignons sur le dessus des gaufres, puis ajoutez une cuillerée de yaourt de soja et une pincée de ciboulette.

Calories	Graisse	Les glucides	Fibre	Protéine	Sodium
227	8g	30g	4 g	7g	1,2g

Avocat Salsa et haricots mexicains sur Toast

Personnes : 4 portions

Préparation : 20 minutes

Cuisson : 10 minutes

Ingrédients :

- 1 avocat, finement tranché
- 2 boîtes de haricots noirs
- 4 tranches de pain
- 1 cuillère à café de flocons de piment ou 2 cuillères à café de pâte de chipotle
- 1 cuillère à café de cumin moulu
- 2 gousses d'ail écrasées
- ½ chaux, jus
- 4 cuillères à soupe d'huile d'olive
- 1 oignon haché finement
- 270g tomates cerises coupées en quartiers
- 1 bouquet de coriandre

Instructions :

1. Dans un bol, mélanger le jus de Lemon, le ¼ l'oignon, les tomates et 1 cuillère à soupe d'huile, puis mettez de côté.

2. Dans une poêle, faire revenir les oignons restants et l'ail, puis ajouter les flocons de cumin et le piment (ou Chipotle). Ajouter un peu d'eau et les haricots, puis ajoutez la plus grande quantité du mélange de tomates avec la plus grande quantité de la coriandre.

3. Pendant ce temps, faire griller le pain avec un filet du reste de ¼ pétrole.

4. Servir le tout et déposer une cuillère du mélange de haricots sur le pain grillé et ajouter quelques tranches d'avocat, et sur le dessus avec le reste de la coriandre et le mélange de tomates.

Calories	Graisse	Les glucides	Fibre	Protéine	Sodium
368	19g	30g	13g	12g	0.9g

Lemon Poppy Scones

Personnes : 12

Préparation : 10 minutes

Cuisson 15 minutes

Ingrédients :

- 4 cuillère à café de levure chimique
- 2 tasses de farine tout usage
- 1 citron, jus et zeste
- ¾ tasse de margarine
- 2 cuillères à soupe de graines de pavot
- ½ cuillère à café de sel
- ½ tasse de lait de soja
- ¾ tasse de sucre blanc
- ½ tasse d'eau

Instructions :

1. Préchauffer à 400 ° F. Graisser une plaque à pâtisserie.

2. Dans un bol, mélangez la farine, la poudre à pâte, le sucre, le sel et les passer au crible tous ensemble. Ajouter lentement la margarine jusqu'à ce que le mélange soit lisse.

3. Ajouter le jus de citron et le zeste, les graines de pavot, le lait de soja, et de l'eau. Mélanger le tout pour former la pâte.

4. Disposez à la taille d'une ¼ de cuillère un tas de pâte sur la plaque de cuisson et assurez-vous qu'ils sont environ 3 pouces de distance les uns des autres.

5. Les poser dans le four et les cuire au four pendant environ 10-15 minutes ou jusqu'à ce qu'ils soient dorés.

Calories	Graisse	Les glucides	Protéine	Sodium
250	12.3	30,8 g	3 g	0.354g

Crêpes végétaliennes

Personnes : 4 portions

Préparation : 5 minutes

Cuisson : 20 minutes

Ingrédients :

- 1 tasse écrue de farine tout usage
- 2 cuillères à soupe de sirop d'érable
- ½ tasse de margarine de soja
- ½ tasse de lait de soja
- ¼ cuillère à café de sel
- 1 cuillère à soupe de sucre turbinado
- ½ tasse d'eau

Instructions :

1. Dans un grand bol, mélanger l'eau, le lait de soja, ¼ tasse de margarine, le sirop d'érable, le sucre, la farine et le sel. Couvrir le tout et laisser refroidir au réfrigérateur pendant environ 2 heures.

2. Dans une poêle, mettre la margarine de soja sur la chaleur et versez environ 3 cuillères à soupe de pâte pour créer la crêpe. Retournez pour cuire l'autre côté.

3. Vous pouvez choisir des fruits frais pour votre garnissage.

Calories	Graisse	Les glucides	Protéine	Sodium
268	12,1 g	35,6 g	4.3g	0.295g

Crêpes Garbanzo-avoine

Personnes : 4 portions

Préparation : 5 minutes

Cuisson : 15 minutes

Ingrédients :

- 1 cuillère à café de levure chimique
- ½ cuillère à café de cannelle moulue
- ¼ tasse de farine de maïs jaune
- ½ tasse de farine de pois chiches
- ¾ tasse de flocons d'avoine
- 1 tasse d'eau

Instructions :

1. Dans un grand bol, mélanger l'avoine, la farine de pois chiches haricots, la cannelle, la semoule de maïs et la poudre à pâte. Vous pouvez ajouter plus d'eau si le mélange est trop épais. Mélanger le tout

en continu jusqu'à ce qu'il devienne lisse et crémeux.

2. Dans une plaque chauffante, chauffer l'huile et laisser tomber une grande cuillerée de la pâte à cuire. Laissez cuire pendant environ 3 minutes de chaque côté.

3. Servir les crêpes avec vos fruits frais préférés ou du sirop.

Calories	Graisse	Les glucides	Protéine	Sodium
133	1.9g	24,5 g	4.9	0,125 g

Chapitre 6 : Recettes pour un Déjeuner végétalien

Le déjeuner est un repas pit stop, donc si vous avez une journée très mouvementée, ce repas va être très important. Cela est essentiel pour assurer que le corps ne va pas manquer d'approvisionnement pour remplir ses différentes fonctions.

Découvrez ces recettes faciles à faire soi-même :

Sauté de Seitan et haricots noirs

Quantité : 4 portions

Préparation : 20 minutes

Cuisson : 25 minutes

Ingrédients :

- 1 boîte de haricots noirs

- 1 piment rouge, finement haché
- 1 cuillère à soupe de farine de maïs
- 1 cuillère à café de poudre chinoise de cinq-épices
- 3 gousses d'ail
- 2-3 cuillères à soupe d'huile végétale
- 300g de pak choi, haché
- 1 cuillère à soupe de beurre d'arachide
- 2 cuillères à soupe de vinaigre de riz
- 1 poivron rouge, coupé en tranches
- 1 pot de morceaux de seitan
- 2 oignons tranchés
- 75g de Sucre brun
- 2 cuillères à soupe de sauce soja
- Du riz ou des nouilles, cuites

Instructions :

1. Dans un robot culinaire, mélanger les haricots avec le sucre brun, l'ail, la sauce de soja, la poudre

de cinq-épices, le vinaigre de riz, le beurre d'arachide et le piment rouge. Ajouter de l'eau pour le rendre plus lisse, puis versez le tout dans une casserole et chauffer jusqu'à ce qu'elle devienne épaisse.

2. Sécher le seitan puis les mettre dans un bol avec la maïzena et mettre de côté.

3. Dans une grande casserole, faire chauffer l'huile puis faire sauter le seitan jusqu'à ce qu'il soit brun sur les bords, puis le mettre de côté.

4. Dans la même poêle, sécher et ajouter de l'huile. Faire revenir les poivrons, choi pak, l'oignon de printemps et les haricots restants. Ajouter le seitan et verser dans la sauce. Laisser bouillir jusqu'à ébullition et servir au-dessus du riz cuit ou des nouilles.

Calories	Graisse	Les glucides	Fibre	Protéine	Sodium

| 326 | 8g | 37g | 7g | 22g | 3,08 g |

Quiche aux épinards tofu sans œufs

Pour 6 personnes

Préparation : 15 minutes

Cuisson : 30 minutes

Ingrédients :

- 2/3 tasse de fromage cheddar sans produits laitiers, déchiqueté
- ½ tasse de fromage suisse sans produits laitiers, râpé
- 1 cuillère à café d'ail, hachées
- 1/3 tasse de lait d'amande
- ¼ tasse d'oignon, coupé en dés
- 9 pouces de croûte à tarte non cuite
- 10 oz d'épinards surgelés, décongelés et coupées en morceaux
- 8 oz tofu
- Sel et poivre au goût

Instructions :

1. Préchauffer le four à 350 ° F
2. Dans un mixer, faire mélanger le lait et le tofu jusqu'à obtenir une consistance lisse. Assaisonnez avec du sel et du poivre.
3. Dans un bol, mélanger l'ail, les épinards, l'oignon, le fromage suisse, le fromage cheddar et le mélange de tofu préparé au préalable. Bien mélanger le tout et verser la tarte dans la croute.
4. Poser dans le four et laisser cuire pendant 30 minutes ou jusqu'à ce que le dessus soit doré.

Calories	Graisse	Les glucides	Protéine	Sodium
288	18,8 g	18.5g	12,7 g	0.489g

Mac Végétalien sans fromage

Quantité : 4 portions

Préparation : 15 minutes

Cuisson 45 minutes

Ingrédients :

- 1 tasse de Noix de Cajou
- 1 cuillère à café de poudre d'ail
- 1/3 de jus de citron
- 1 cuillère à café de poudre d'oignon
- 1 oignon haché
- 8 oz de macaronis
- 1/3 tasse d'huile de canola
- 1 cuillère à soupe d'huile végétale
- 4 oz de poivrons rouges grillés
- 1 1/3 tasses d'eau
- 3 cuillères à soupe de levure alimentaire
- Du sel, pour le goût

Instructions :

1. Préchauffer le four à 350 ° F

2. Dans une casserole, faire bouillir l'eau avec une pincée de sel et faire cuire les pâtes al dente à, pendant environ 8 à 10 minutes. Mettre de côté dans un plat allant au four.

3. Dans une casserole, faire chauffer l'huile et faire revenir les oignons jusqu'à ce qu'ils brunissent, puis l'ajouter aux macaronis.

4. Dans un mixeur, mélanger le jus de citron, la noix de cajou, l'eau et le sel. Ajouter lentement les poivrons rouges grillés, l'huile de canola, la poudre d'ail, la levure alimentaire et la poudre d'oignon. Continuer à mélanger tout jusqu'à obtenir une consistance lisse.

5. Ajoutez le mélange au macaroni et posez le plat dans le four à cuire pendant environ 10-15 minutes ou jusqu'à ce qu'il ait bruni.

Calories	Graisse	Les glucides	Fibre	Protéine	Sodium

| 648 | 31.2g | 69.6g | 1 g | 16.5g | 0.329g |

Pâtes à la tomate, basilic et l'huile d'olive

Personnes : 8

Préparation : 15 minutes

Cuisson : 10 minutes

Ingrédients :

- ½ tasse de basilic frais, coupé en lanières
- 2 gousses d'ail, hachées
- ½ tasse d'huile d'olive
- 16 oz pâtes farfalle
- 2 tomates Roma, épépinées et coupées en dés
- Sel et poivre pour le goût

Instructions :

1. Dans une casserole, faire bouillir de l'eau avec du sel et faire cuire les pâtes al dente, pendant 8 à 10 minutes. Ensuite les égoutter et mettre de côté.

2. Dans un bol, mélanger les pâtes cuites avec de l'huile d'olive, les tomates, le basilic et l'ail. Assaisonnez avec du sel et du poivre puis servir.

Calories	Graisse	Les glucides	Protéine	Sodium
345	14,9 g	44.1g	8.4g	3g

Carotte riz noix Burger

Personnes : 20

Préparation : 1 heure

Cuisson : 1 heure 30 minutes

Ingrédients :

- 1 tasse de noix de cajou, grillées
- 6 carottes, hachées
- 1 cuillère à soupe huile d'olive extra vierge
- 1 oignon doux, haché
- 3 tasses de riz brun, non cuits
- 1 lb de graines de tournesol non salées, grillées
- 6 tasses d'eau
- Sel, pour le goût

Instructions :

1. Dans une casserole, faire bouillir le riz dans de l'eau et réduire le feu pour laisser mijoter pendant environ 45 minutes

2. Dans un robot culinaire, mélanger les noix de cajou, les graines de tournesol et laisser tourner jusqu'à obtenir une consistance lisse. Ensuite mettez de côté.

3. Faire passer les oignons et les carottes dans le robot culinaire jusqu'à ce que ce soit finement râpé et combiner avec les noix.

4. Exécutez le riz avec de l'huile dans le robot culinaire et mélanger jusqu'à obtenir une consistance lisse de tout cela. Assaisonner avec du sel et des galettes de forme.

5. Faire griller les galettes environ 6-8 minutes de chaque côté ou jusqu'à ce qu'ils soient dorés. Servir avec des petits pains de blé entier ou de la salade.

Calories	Graisse	Les glucides	Protéine	Sodium
270	16,2 g	26,3 g	7,7g	0,073 g

Chapitre 7 : Recettes de Dîner végétalienne

Les dîners sont plus d'une récompense pour quelque jour que vous avez eu. Il ne doit pas être lourd, mais il devrait être assez nourrissante pour permettre à votre corps de récupérer de la journée à fond. Certaines personnes pensent sauter le dîner parce qu'ils sont sur le point de prendre sa retraite pour la journée. Le corps exerce des fonctions spécifiques pendant le sommeil, vous devez donc lui fournir ce dont il a besoin, il est donc renouvelé pour le lendemain matin.

Découvrez ces recettes faciles à faire soi-même :

Patates douces à la noix de coco au curry

Personnes : 6

Préparation : 20 minutes

Cuisson : 6 heures 30 minutes

Ingrédients :

- 250g de chou rouge, déchiqueté
- ½ tasse de poivre de cayenne
- 2 piments rouges, épépinés et coupés en tranches
- 3 gousses d'ail écrasées
- Une petite racine de gingembre, pelée
- 400ml de lait de coco
- 4 cuillère à café d'huile d'olive
- 2 oignons, coupés en tranches
- 300g de passata
- 1 cuillère à café de paprika

- 2 cuillères à soupe de beurre d'arachide
- 2 poivrons rouges, épépinés et coupés en tranches
- 1 kg de pommes de terre douces, hachées
- 1 bouquet de coriandre
- Couscous, cuit

Instructions :

1. Dans une poêle, faire chauffer l'huile et faire revenir l'oignon et l'ail jusqu'à tendreté. Ajouter le gingembre, le paprika et le poivre de Cayenne. Faire cuire le tout pendant une minute et puis mettre dans la mijoteuse.

2. En utilisant la même poêle, faire chauffer l'huile et faire revenir le piment, le chou rouge, et le poivron rouge. Faire cuire pendant environ tout 4-5 minutes, puis le mettre aussi dans la mijoteuse.

3. En utilisant la même poêle encore, ajouter l'huile restante et faire frire les patates douces jusqu'à ce

que les bords aient bruni, puis le mettre dans la mijoteuse.

4. Couvrir le contenu de la mijoteuse avec du lait de coco et du passata. Couvrir le tout et laisser cuire pendant environ 6-8 heures ou jusqu'à ce que les pommes de terre soient tendres.

5. Avant de terminer, ajouter le beurre d'arachide et assaisonner avec le sel et le poivre. Servez le curry sur le dessus de couscous et garnir de coriandre.

Calories	Graisse	Les glucides	Fibre	Protéine	Sodium
434	22g	47G	10g	6g	0,2g

Tarte Shepherd végétalienne

Quantité : 8

Préparation : 30 minutes

Cuisson : 1 heure 20 minutes

Ingrédients :

- 4 carottes, cubes
- 4 bâtonnets de céleri, hachées
- 400g pois chiches
- 3 gousses d'ail écrasées
- 2 poireaux, hachés
- ½ petit paquet marjolaine ou origan, haché grossièrement
- 20ml huile d'olive
- 2 oignons hachés
- Un petit paquet de persil, haché
- 300g de petits pois surgelés
- 30g de champignons porcini, Séché trempés et égouttés

- 2 c paprika fumé
- 1.2kg de pommes de terre
- ½ petit paquet de sauge, haché grossièrement
- 300g d'épinards surgelés
- 1 courge butternut, pelées et coupées en cubes
- ½ petit paquet de thym, ramassé
- 2 cuillères à soupe de purée de tomates
- 50 ml d'huile végétale
- 1 cube de bouillon de légumes
- Ketchup (facultatif)

Instructions :

1. Préchauffer le four à 350 ° F
2. Dans une casserole, porter les pommes de terre non pelées à ébullition, jusqu'à ce que la peau se sépare. Égoutter et mettre de côté.
3. Dans une poêle, faire chauffer l'huile et faire revenir les oignons, les champignons, les poireaux

et les carottes. Ajouter le bouillon de légumes et laisser le tout mijoter.

4. Ajouter l'ail, le paprika, la purée de tomate, la courge et le mélange d'herbes. Enfin, ajoutez le céleri et faire cuire tout.

5. Ajouter les pois chiches, y compris l'eau dans la boîte, puis ajouter les épinards et les petits pois.

6. Peler les 200g de pommes de terre et purée dans le stock. Prenez le reste des pommes de terre et les combiner avec l'huile d'olive et le persil.

7. Diviser la garniture de pommes de terre dans les plats à tarte et nappez avec les pommes de terre coupées. Les poser dans le four et laisser cuire pendant 45 minutes ou jusqu'à ce que le dessus soit doré. Servir avec ou sans ketchup.

Calories	Graisse	Les glucides	Fibre	Protéine	Sodium
348	11g	43g	13g	11g	0.5g

Légumes rôtis au pois chiches d'été

Quantité : 4 portions

Préparation : 20 minutes

Cuisson : 50 minutes

Ingrédients :

- 1 aubergine, coupé en tranches épaisses
- 400g de pois chiches
- 1 cuillère à soupe de graines de coriandre
- 1 bouquet de coriandre grossièrement hachées
- 3 courgettes, coupées en tranches épaisses
- 3 gousses d'ail, hachées
- 4 cuillères à soupe d'huile d'olive
- 1 oignon haché
- 2 poivrons rouges, ensemencées et hachées
- 2 pommes de terre pelées et coupées en morceaux
- 400g de tomates en conserve, haché

Instructions :

1. Préchauffer le four à 428oF

2. Prenez une boîte de torréfaction et mettez tous les légumes dedans. Assaisonnez avec des graines de coriandre, huile d'olive, le sel et le poivre. Posez dans le four et laisser rôtir pendant environ 45 minutes ou jusqu'à ce que les légumes brunissent sur les bords.

3. Baisser le feu et ajouter les pois chiches et les tomates, puis laissez mijoter. Arroser d'huile et ajouter la coriandre juste avant que vous sortiez de la chaleur.

Calories	Graisse	Les glucides	Fibre	Protéine	Sodium
327	15g	40g	9g	11g	0,51 g

Légumes et sauce tofu aux arachides

Quantité : 4 portions

Préparation : 10 minutes

Cuisson : 10 minutes

Ingrédients :

- Une tête de brocoli, haché
- 1 ½ cuillère à soupe de mélasse
- 5 champignons, tranchés
- 1 poivron rouge
- 1 cuillère à soupe d'huile d'arachide
- ½ tasse de beurre d'arachide
- 2 cuillères à soupe de sauce soja
- 1 lb de tofu ferme, coupé en cubes
- 2 cuillères à soupe de vinaigre
- ½ tasse d'eau chaude
- Piment de Cayenne moulu, pour le goût

Instructions :

1. Dans une poêle, faire revenir le poivron rouge, le brocoli, champignons, et le tofu pendant environ 5 minutes

2. Pendant ce temps, dans un bol, mélanger l'eau chaude, le beurre d'arachide, la sauce de soja, le vinaigre, la mélasse et le poivre de Cayenne. Mélangez bien et verser sur les légumes dans la poêle. Laisser mijoter jusqu'à ce que les légumes deviennent tendres.

Calories	Graisse	Les glucides	Protéine	Sodium
442	29.9g	24g	29g	0.641g

Fajitas végétalien

Personnes : 6

Préparation : 20 minutes

Cuisson : 20 minutes

Ingrédients :

- 15 oz de haricots noirs
- 1 cuillère à café de poudre de piment
- 8,75 oz de maïs à grains entiers
- ¼ tasse ou 2 cuillères à soupe d'huile d'olive
- 1 oignon, coupé en tranches
- 1 cuillère à café d'origan séché
- 1 poivron vert, julienne
- 1 poivron rouge, julienne
- 4 tortillas de blé entier
- 1 cuillère à café de sucre blanc
- 2 courge jaune, juliennes
- ¼ de tasse de vinaigre de vin rouge
- 2 courgette, julienne
- Sel à l'ail, au goût
- Sel et poivre au goût

Instructions :

1. Dans un bol, mélanger le vinaigre, l'huile d'olive, la poudre de chili, l'origan, le sucre, de l'ail, le sel et le poivre. Bien mélanger le tout.

2. Ajouter la courge jaune, la courgette, le poivron vert, le poivron rouge et l'oignon. Laisser mariner au réfrigérateur pendant environ 30 minutes. Égoutter la marinade avant la cuisson.

3. Dans une poêle, faire revenir les légumes jusqu'à ce qu'ils deviennent tendres. Ajouter les haricots et le maïs et poursuivre la cuisson jusqu'à ce que les légumes aient bruni.

4. Disposez les fajitas et farcir le remplissage dans les tortillas pour servir

Calories	Graisse	Les glucides	Protéine	Sodium
198	14,4 g	17,9 g	3g	0,130 g

Chapitre 8 : Recettes de Dessert végétalienne

Il y a toujours une place pour le dessert-et en tant que végétalien, vous devriez toujours faire de la place pour les choses agréables, car il rendra les repas beaucoup plus agréables. Ne pensez pas que juste parce que vous êtes devenu végétalien, vous ne pouvez plus profiter des bonnes choses de la vie. Vous vous tromper.

Découvrez ces recettes faciles à faire soi-même :

Gâteau de carotte végétalien

Personnes : 12-15

Préparation : 35 minutes

Cuisson : 25 minutes

Ingrédients :

- 1 ½ levure tsp
- 4 carottes râpées
- 2 cuillères à soupe de beurre de noix de cajou
- 1 cuillère à café de cannelle
- 4 sachets de crème à la noix de coco
- 250 ml d'huile de noix de coco, fondu
- 420g de farine
- 1 cuillère à café de gingembre
- 1 cuillère à soupe de jus de citron
- 1 cuillère à café de noix de muscade
- 60ml, lait d'avoine 210ml
- 1 orange, le zeste seulement
- 1 ½ cuillère à café de bicarbonate de soude
- 300g de sucre brun clair
- Sucre glace 50 g
- 1 ½ cuillère à café d'essence de vanille
- 75g de noix hachées

- Fleurs comestibles, (facultatif)

Instructions :

1. Dans un bol, mélanger la crème de noix de coco avec le jus de citron et 2 cuillères à soupe d'eau chaude. Bien mélanger le tout jusqu'à obtenir une consistance lisse, puis ajouter le beurre de noix de cajou. Enfin, ajouter le sucre glace et une fois mélangé de manière adéquate, mettre de côté dans le réfrigérateur pour régler.

2. Préchauffer le four à 350 ° F. Beurrer deux moules à gâteaux avec de l'huile de noix de coco.

3. Dans un bol, mélanger le sucre et l'huile, puis ajouter l'essence du lait et la vanille. Une fois mélangé, ajouter la farine, le bicarbonate de soude, la poudre à pâte et le zeste d'orange. Enfin, ajoutez les carottes et les noix.

4. Diviser la pâte dans les moules à gâteaux et les poser dans le four à cuire pendant environ 25-30

minutes ou jusqu'à ce qu'un cure-dent en ressorte propre.

5. Empile les gâteaux les uns sur les autres, avec une couche de glace au milieu. Ensuite, étendez le reste du glaçage sur le dessus du gâteau et en finir avec une pincée de noix, cannelle et fleurs comestibles (si vous voulez).

Calories	Graisse	Les glucides	Fibre	Protéine	Sodium
501	31g	49g	2 g	5g	0.45g

Bar Salé de biscuit au caramel

Quantité : 18 morceaux

Préparation : 45 minutes

Cuisson : 15 minutes

Ingrédients :

- 20g d'amandes moulues
- Produits laitiers sans chocolat noir 150g
- 3 c, 2 c huile de noix de coco, fondu
- 125g de dates Medjool dénoyautées
- 50ml sirop d'érable
- ½ c. lait d'amande
- 1 ½ c. le beurre d'arachide ou du beurre d'amande
- 80g flocons d'avoine
- Pincée de sel

Instructions :

1. Préchauffer le four à 350 ° F et la ligne d'un plat allant au four avec du papier parchemin.

2. Dans un robot culinaire, mélanger l'avoine et le laisser tourner jusqu'à devenir farineuse. Ajouter les amandes, le sirop d'érable et 3 cuillères à soupe d'huile de noix de coco et bien mélanger le tout.

3. Une fois que la pâte est formée, rouler, puis le couper en barres rectangulaires, puis les déposer sur la plaque de cuisson. Les poser dans le four et laissez cuire pendant environ 10 minutes.

4. Dans le même robot culinaire, mélanger les dattes, le beurre d'arachide (ou beurre d'amande), l'huile de noix de coco et lait d'amande. Assaisonner avec du sel et laisser tout mélangé jusqu'à ce qu'il soit lisse. Un par un, tremper les biscuits dans le mélange de caramel et de le mettre de côté.

5. Dans un bol résistant à la chaleur, faire fondre le chocolat dans une casserole avec de l'eau chaude, en vérifiant que l'eau n'entre pas dans le chocolat.

Tremper les biscuits au caramel trempé, puis tout mettre sur le plateau.

6. Posez le plateau dans le réfrigérateur et les laisser à l'intérieur jusqu'à ce que le chocolat soit fixé.

Calories	Graisse	Les glucides	Fibre	Protéine	Sodium
137	8g	13g	2 g	2 g	0.1g

Crème glacée de chip à la menthe au lait de coco

Personnes : 8

Préparation : 10 minutes

Ingrédients :

- 1/3 tasse de sirop d'agave
- 3 oz chocolat noir, haché végétalien
- 24 fl oz lait de coco
- 1 cuillère à café d'extrait de menthe poivrée

Instructions :

1. Gardez au frais tous les ingrédients pour rendre le processus de congélation beaucoup plus rapide

2. Dans un mixeur, mélanger le lait de coco, l'extrait de menthe poivrée et le sirop d'agave. Mixer jusqu'à ce que le mélange soit lisse.

3. A la suite des instructions du fabricant, transférer le contenu à un fabricant de crème glacée. Ajouter le chocolat et congeler le tout pendant 2 heures avant de le servir.

Calories	Graisse	Les glucides	Protéine	Sodium
269	22g	19,4 g	2.3g	0,012 g

Gâteau orange végétalien

Personnes : 16

Préparation : 15 minutes

Cuisson : 30 minutes

Ingrédients :

- 1 ½ à tasse de bicarbonate de soude
- 1 ½ tasses de farine ordinaire
- 1 orange, pelée
- 1 tasse de sucre blanc,
- ½ tasse d'huile végétale
- ¼ cuillère à café de sel

Instructions :

1. Préchauffer le four à 375 oF, Beurrer un moule 8x8
2. Dans un mixeur, mélanger l'orange jusqu'à ce que vous obteniez 1 tasse de jus d'orange

3. Dans un bol, mélanger le jus d'orange mélangé, le sucre, la farine, le bicarbonate de soude, huile végétale et le sel. Tournez bien et versez dans le moule.

4. Poser dans le four et laisser cuire pendant 30 minutes ou jusqu'à ce que ça soit cuit et un cure-dent en ressorte tout propre.

Calories	Graisse	Les glucides	Fibre	Protéine	Sodium
157	7g	22,8 g	1 g	1.3G	0.155g

Meringues Rose Végétalienne

Personnes : 40

Préparation : 30 minutes

Cuisson : 1 heure 30 minutes

Ingrédients :

- ¾ tasse d'aquafaba (eau de pois chiche)
- ¼ de thé de crème de tartre
- ¼ cuillère à café de jus de citron
- 1 cuillère à café d'eau de rose
- ¾ tasse sucre confiseurs

Instructions :

1. Préchauffer le four à 200 oF
2. Dans un grand bol, mélangez l'eau de rose, l'aquafaba, la crème de tartre et le jus de citron. A l'aide d'un mélangeur électrique, tout mélanger

jusqu'à ce qu'il soit léger et mousseux. Ajouter le sucre confiseur, par incréments, jusqu'à ce que vous formiez des pics fermes.

3. Mélangez avec une pelle dans une poche à douille et le monter avec une pointe ronde

4. Faire des monticules de tuyaux du mélange sur la plaque à pâtisserie tapissées de plaques de cuisson. Mettre dans le four et laissez cuire 1½ à 2 heures ou jusqu'à ce que les meringues soient secs et fermes.

Calories	Graisse	Les glucides	Protéine	Sodium
11	0g	2.4G	0g	0g

Chapitre 9 : soupes VEGETALIENNE, ragoûts et salades

Les soupes et les salades sont des excellents amuse-gueules ou plats d'accompagnement, il est bon de les avoir soit comme un petit repas ou comme charge. Les ragoûts, par contre , sont un type de plat spécialisé qui dispose d'une sauce épaisse et savoureuse.

Salade boulgour croquante

Quantité : 4 portions

Préparation : 10 minutes

Cuisson : 15 minutes

Ingrédients :

- 75g Amandes entières blanchies
- 200g boulgour
- 150g congelés écossés edamame (soja) haricots
- 1 bouquet de menthe, finement haché

- 3 cuillères à soupe huile d'olive extra vierge
- 2 oranges
- 1 bouquet de persil, finement haché
- 2 poivrons romano, tête de série et en tranches
- 150g de radis émincés

Instructions :

1. Faites cuire le boulgour selon les instructions du paquet. Mettez-le de côté.

2. Dans un bol, faire tremper edamame dans l'eau bouillante pendant une minute, puis égoutter.

3. Dans un grand bol, mélanger les edamame trempés, les amandes, les radis, les poivrons, le persil et de menthe.

4. Peler 1 orange et les couper en segments. Ajouter à cela le bol.

5. Prendre le jus d'orange et l'autre rassembler dans un petit pot et de le combiner avec de l'huile.

Assaisonner puis bien le secouer et laisser émulsionner. Mélanger sur votre salade.

Calories	Graisse	Les glucides	Fibre	Protéine	Sodium
483	22g	50 grammes	9g	17g	0g

Soupe à la tomate

Quantité : 4 portions

Préparation : 15 minutes

Cuisson : 20 minutes

Ingrédients :

- 2 feuilles de laurier
- Une carotte, en dés
- 1 branche de céleri, grossièrement hachées
- 2 cuillères à soupe d'huile d'olive
- 1 oignon, coupé en dés
- 2 c purée de tomates
- 1 pincée de sucre
- 1 ¼ tomates kg, épépinées et coupées en quartiers
- 1,2 litres de bouillon de légumes
- Sel et poivre pour le goût
- Crème (facultatif)

Instructions :

1. Dans une casserole, faire remuer l'oignon, la carotte et le céleri. Laissez cuire tous les légumes jusqu'à ce qu'ils deviennent tendres et perdent leur couleur. Remuer continuellement pour éviter que ça colle au fond de la casserole.

2. Ajouter la purée de tomate et remuer jusqu'à ce que tous les légumes deviennent rouges.

3. Ajouter les feuilles de laurier et assaisonner le tout avec le sel et le poivre. Mettre un couvercle sur la casserole pour permettre aux tomates de mijoter jusqu'à ce qu'ils se rétractent.

4. Ajouter le bouillon de légumes et laisser cuire jusqu'à ébullition puis laisser mijoter à feu doux. Retirer du feu et laisser reposer. Retirez les feuilles de laurier et laisser tourner la soupe de tomate dans le robot culinaire jusqu'à ce qu'il devienne lisse.

5. Remettre dans la casserole et la chaleur. Assaisonnez avec du sel et du poivre selon votre goût. Vous pouvez servir avec crème frais sur le dessus.

Calories	Graisse	Les glucides	Fibre	Protéine	Sodium
123	7g	13g	4 g	4 g	1,08 g

Orge et Potée de lentilles

Personnes : 8

Préparation : 15 minutes

Cuisson : 12 heures

Ingrédients :

- ¾ tasse d'orge perlé, non cuits
- 1 basilic séché
- 3 feuilles de laurier
- 2 c ail, hachées
- ¾ tasse de lentilles sèches
- ¼ flocons d'oignon séché tasse
- 2 tasses de champignons de Paris, découpée en tranches
- 1 oz champignons shiitake, déchiré
- 2 cuillères à café sarriette séché
- 2 litres de bouillon de légumes
- Sel et poivre pour le goût

Instructions :

1. Dans une mijoteuse, mélangez le bouillon de légumes, les champignons shiitake, les champignons de Paris, les lentilles, l'orge, l'ail, les flocons d'oignon, sarriette, basilic, feuilles de laurier, le sel et le poivre.
2. Couvrir et laisser cuire pendant environ 4 à 6 heures. Retirez les feuilles de laurier et puis servir.

Calories	Graisse	Les glucides	Protéine	Sodium
213	1,2g	43.9g	8.4g	0.466g

Épinards et Soupe aux lentilles

Quantités 4 portions

Préparation : 10 minutes

Cuisson : 55 minutes

Ingrédients :

- 1 cuillère à café de cumin moulu
- 2 gousses d'ail écrasées
- 3 gousses d'ail, hachées
- ½ tasse de lentilles
- 2 oignons blancs, tranchés en rondelles
- 10 oz d'épinards
- 1 cuillère à soupe d'huile végétale
- 2 tasses d'eau
- Sel et poivre pour le goût

Instructions :

1. Dans une casserole, faire chauffer l'huile et les oignons et laissez mijoter jusqu'à ce qu'il brunisse

puis ajouter de l'ail et laissez mijoter pendant environ une minute.

2. Ajouter de l'eau, et les lentilles puis laissez chauffer jusqu'à à ébullition. Baissez le feu et laisser mijoter jusqu'à ce que les lentilles commencent à ramollir.

3. Ajouter les épinards, le cumin et le sel. Couvrez la casserole et laisser le tout bien mijoter. Ajouter l'ail écrasé et le poivre pour relever le goût.

Calories	Graisse	Les glucides	Protéine	Sodium
155	4.3g	24g	9,7 g	0.639g

Haricots noirs et salade de maïs

Personnes : 6

Préparation : 25 minutes

Ingrédients :

- 1 avocat, pelées et coupées en dés
- 15 oz de haricots noirs
- ½ tasse de coriandre fraîche, hachée
- 1 ½ tasse de grains de maïs surgelés
- 1 gousse d'ail, hachée
- 1/3 tasse de jus de Lemon frais
- ½ tasse d'huile d'olive
- 6 oignons verts, en tranches minces
- 1 poivron rouge, haché
- 1/8 cuillère à café de poivre de Cayenne moulu
- 1 cuillère à café de sel

Instructions :

1. Dans un pot avec couvercle, mélangez l'huile d'olive, le jus de citron vert, le poivre de Cayenne, l'ail et le sel. Couvrir et secouer pour bien mélanger tous les ingrédients.

2. Dans un autre bol, mélangez le maïs, les haricots, le poivron, l'avocat, les tomates, la coriandre et les oignons verts. Mélanger bien le tout et verser la vinaigrette Lemon au-dessus. Mélangez la salade pour l'enrober des légumes uniformément.

Calories	Graisse	Les glucides	Protéine	Sodium
391	24,5 g	35.1g	10.5g	0.830g

Chapitre 10 : Des goutes Végan ET UNE Recette Smoothie

Prendre un gouter peut être très difficile. Entre les repas, vous vous sentirez légers, affamé, et tout le monde a tendance à prendre un sac de croustilles ou une barre de chocolat. En tant que végétalien cette transition, sera un défi, vous devez vous équiper avec d'excellentes idées de grignotage.

Découvrez ces recettes faciles à faire soi-même :

Smoothie aux fraises et flocons d'avoine

Quantité : 2 portions

Préparation : 10 minutes

Ingrédients :

- 1 banane, morceaux
- 1 tasse de lait d'amande
- ½ tasse de flocons d'avoine
- 14 fraises, congelées
- 1 ½ de thé sirop d'agave (facultatif)
- ½ de thé d'extrait de vanille (facultatif)

Instructions :

1. Dans un mixeur, mélangez l'avoine, le lait, la banane, les fraises, l'extrait de vanille et de nectar d'agave. Laissez mélanger jusqu'à ce qu'il devienne lisse et puis servir froid.

Calories	Graisse	Les glucides	Protéine	Sodium
205	2.9g	42,4 g	4.2g	0.083mg

La patate douce, Chili, aux quésadillas de beurre d'arachide

Quantité : 2 portions

Préparation : 15 minutes

Cuisson : 45 minutes

Ingrédients :

- 1 avocat mûr, pelées et coupées en morceaux
- ½ coriandre pack, déchiré
- ½ de Lemon, le jus et le zeste
- 3 cuillères à soupe d'huile d'olive
- 1 cuillère à soupe de paprika fumé
- 2 cuillères à soupe de beurre d'arachide croquant
- 3 patates douces, finement tranchés
- 4 tortillas de farine
- sauce chili, au goût Sriracha

Instructions:

1. Préchauffer le four à 400 ° F

2. Dans un plat à rôtir, mélangez les patates douces, 2 cuillères à soupe d'huile, et le paprika et la pop dans le four pendant environ 15 minutes ou jusqu'à ce que les pommes de terre soient devenus croquants.

3. Dans un bol, mélangez l'avocat, le zeste de citron vert et bien écraser les avocats, jusqu'à ce que ça soit lisse puis le beurre d'arachide et l'huile d'olive restante.

4. Dans une poêle à griller, chauffer les tortillas de chaque côté.

5. Pour organiser, mettre la tortilla et étaler le mélange de beurre d'arachide, puis ajouter les patates douces et la sauce chili. Ajouter l'autre tortilla et appuyez vers le bas pour le faire cuire encore plus. Retournez-la tortilla et faire la même chose de l'autre côté. Coupez-les en quartiers et

servir avec des quartiers de lemon et les avocats écrasés.

Calories	Graisse	Les glucides	Fibre	Protéine	Sodium
947	51g	96g	18g	17g	1.7g

Confiture de fraises

Quantité : 1 pot de 350g

Préparation : 15 minutes

Ingrédients :

- 2 cuillères à soupe de graines de chia
- 2 cuillères à soupe de jus de citron
- 2 cuillères à soupe de sirop d'érable
- 400g de fraises, équeutées

Instructions :

1. Dans un robot culinaire, mélangez juste ¾ des fraises et puis hacher le reste.
2. Ajouter le jus de citron, les graines de chia et le sirop d'érable. Bien mélanger le tout puis laisser pendant une heure. Remuez de temps en temps et attendez que le mélange devienne épais.

3. Conservez-le dans un bocal au réfrigérateur pendant 4 jours jusqu'à un mois. Profitez de ce toast au chaud.

Calories	Graisse	Les glucides	Fibre	Protéine	Sodium
12	0,3g	2 g	1 g	0,2g	0g

Fromage Végan à la Crème cashew

Quantité : pot 1 400g

Préparation : 15 minutes

Ingrédients :

- 250g de noix de cajou
- 1 jus de citron
- 2 cuillères à soupe de levure alimentaire
- 1 cuillère à soupe d'eau
- 1 bouquet de ciboulette (facultatif)
- ½ cuillère à café de sel

Instructions :

1. Dans un bol, faire tremper les noix de cajou dans l'eau pendant 4 heures ou jusqu'au lendemain.

2. Retirer l'eau de la cuvette et placez les noix de cajou dans un robot de cuisine. Y ajouter le jus de

citron, la levure alimentaire, le sel et l'eau. Laissez mixé jusqu'à ce que le mélange soit bien lisse.

3. Transférez le mélange de fromage à la crème dans un bol et y ajouter de la ciboulette. Conserver au réfrigérateur pendant une heure et profiter aussi longtemps que 3-4 jours.

Calories	Graisse	Les glucides	Fibre	Protéine	Sodium
124	9g	4 g	1 g	5g	0,3g

Smoothie de chou frisé à la banane

Personnes : 1

Préparation : 5 minutes

Ingrédients :

- 1 banane
- 1 cuillère à soupe de graines de lin
- 2 tasses de chou frisé, haché
- 1 cuillère à café de sirop d'érable
- ½ tasse de lait de soja non sucré

Instructions :

1. Dans un mixeur, mélangez la banane, les graines de lin, le chou frisé, le lait de soja, et le sirop d'érable. Mélanger jusqu'à obtenir une consistance lisse

2. Servez-le tout sur de la glace, ou alors vous pouvez congeler la banane et servir le lendemain

Calories	Graisse	Les glucides	Protéine	Sodium
311	7.3	56.6g	12,2 g	0,110 g

Bonus CHAPITRE : 14 plan de la Mise EN ROUTE de la journee vegan

Étant donné tout ce que vous avez appris, il est maintenant temps pour vous de passer à la pratique et de voir comment vous vous débrouillez. Il ne va pas être facile, faire un interrupteur, surtout quand il est trop drastique. Mais voici un programme de 14 jours que vous pourrez utiliser comme guide afin de réussir avec plus de facilité.

Ce programme de deux semaines n'est qu'un début, mais pouvez l'utiliser comme modèle, afin d pleinement lancer votre nouveau style de vie, avec beaucoup de facilité.

SEMAINE 1

JOURNÉE	PETIT DÉJEUNER	LE DÉJEUNER	DÎNER
LUNDI	Crêpes végétaliennes avec Myrtilles	Veggie quesadillas	Nouilles au gingembre avec de la salade mesclun
MARDI	Pomme cannelle flocons d'avoine	Bean et Veggie Toast	Falafel Salade de tahini vinaigrette

MERCREDI	Muffin anglais avec beurre d'arachide et Chia Berry Jam	Pommes de terre et chou-fleur au curry	Arc-en-Veggie Rouleau de printemps
JEUDI	Le chou frisé et Smoothie aux épinards	Pommes de terre farcies douces houmous	champignons style Barbecue Portabello
VENDREDI	Flocons d'avoine avec des fruits frais et noix	Quinoa pilaf	Pois chiche au curry

SAMEDI	Yogourt avec muesli et petits fruits	Tomate et Toast non laitiers Fromage cheddar	Mozzarella, Zucchini et basilic Frittata
DIMANCHE	Smoothie vert santé	Salade de pois chiches Rouleau	Artichaut Ragoût Lentil

SEMAINE 2

JOURNÉE	PETIT DÉJEUNER	LE DÉJEUNER	DÎNER
LUNDI	Flocons d'avoine Morsures Banana	Balsamique Zucchini Sandwich	Wraps rôtis __gVirt_ NP_NN_ NNPS<_ _ légumes laitue
MARDI	Fraise et flocons d'avoine Petit déjeuner Smoothie	Sauté de Yam et bok choy sur riz brun	Black Bean Quinoa Bowl

MERCREDI	Avocat et oeuf sur Toast	Edamame Salade grecque	Patates douces et Chilli Lentil
JEUDI	Quinoa céréales avec du lait d'amande	Pomme et fromage Pita Pocket	Noix de cajou et légumes Sauté
VENDREDI	Beurre d'arachide et Toast de cannelle	Veggie Fajitas	Végétarienne Pita Pizza
SAMEDI	Petit-déjeuner burritos Loaded	Artichaut et tomates Gnocchi	Courge musquée et Black Bean Tostadas

DIMANCHE	Muffins Cornbread avec des baies assorties	Salade de pois chiches aux poivrons rouges grillés vinaigrette Houmous	Soupe de carottes et poivrons rouges avec Toasted blé entier Tortillas

Mot de fin

Merci encore d'avoir acheté ce livre !

J'espère vraiment que ce livre est en mesure de vous aider.

La prochaine étape pour vous est de **vous joindre à notre bulletin électronique** pour recevoir des mises à jour sur les nouvelles versions du livre ou des promotions à venir. Vous pouvez vous inscrire gratuitement et comme prime, vous recevrez également notre livre ! « 7 erreurs de remise en forme, que vous ne savez pas que vous faites » Ce livre bonus est composé de beaucoup d'erreurs de conditionnement physique les plus courantes et démystifie beaucoup de la complexité et la science de la remise en forme. Avoir toutes ces connaissances sur la remise en forme et la science organisée dans un livre étape par étape est une action pour vous aider à démarrer dans la bonne direction dans votre voyage de remise en forme ! Pour vous joindre à notre bulletin électronique gratuit et recevoir votre livre gratuitement, veuillez cliquer sur le lien et faire votre inscription : www.hmwpublishing.com/gift

Enfin, si vous avez aimé ce livre, je voudrais vous demander une faveur, seriez-vous assez aimable pour laisser un commentaire pour ce livre ? Il serait vivement apprécié !

Merci et bonne chance dans votre voyage !

A propos DU Co-auteur

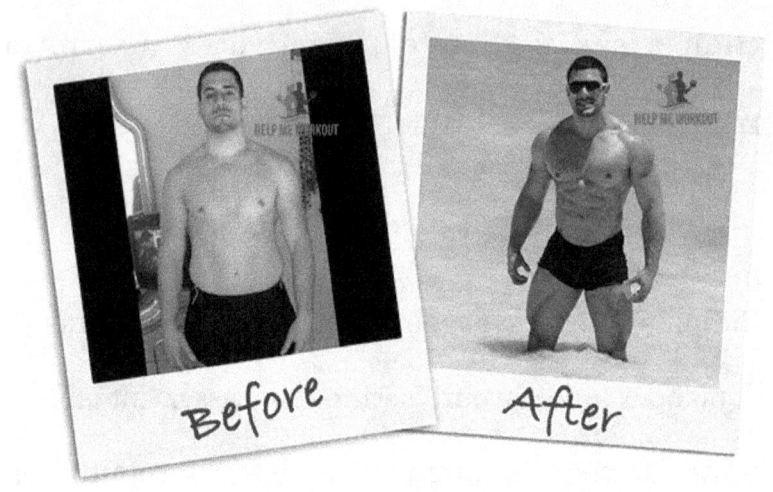

Mon nom est George Kaplo ; Je suis un entraîneur personnel certifié de Montréal, Canada. Je vais commencer par dire que je ne suis pas le plus grand gars que vous aurez déjà rencontré et cela n'a jamais vraiment été mon objectif. En fait, j'ai commencé à travailler pour surmonter ma plus grande insécurité quand j'étais plus jeune, qui était ma confiance en soi. Cela était dû à ma taille mesurant seulement 5 pieds 5 pouces (168cm), il m'a poussé vers le bas quand je tentais quoi que ce soit que je voulais réaliser dans la vie. Vous pouvez être en train de passer par des défis en ce moment, ou vous pouvez tout simplement être en train de vous mettre en forme, et je peux certainement raconter.

Personnellement, je me suis toujours intéressé dans le monde de la santé et de la remise en forme et je voulais développer un peu plus de muscle en raison des nombreuses brimades que j'ai reçu dans mon adolescence à propos de ma taille et de mon corps en surpoids. Je me suis dit que je ne pouvais rien faire de ma taille, mais je peux faire quelque chose à propos de la façon dont mon corps ressemblait. Ce fut le début de mon voyage de transformation. Je ne savais pas où commencer, mais je me suis quand même lancé. Je me sentais inquiet et parfois j'avais peur que d'autres personnes se moque de moi pour faire les exercices dans le mauvais sens. J'ai toujours souhaité avoir un ami à côté de moi assez bien informé pour m'aider à démarrer et « me montrer le chemin. »

Après beaucoup de travail, d'études et d'innombrables essaies et erreurs, certaines personnes ont commencé à remarquer que je devenais de plus en plus en forme et aussi comment je commençais à prendre un vif intérêt dans le sujet. Cela à pousser beaucoup d'amis et de nouveaux visages à venir me voir et à me demander des conseils de remise en forme. Au début, il semblait étrange quand les gens me demandaient de les aider à se remettre en forme. Mais ce qui me dépasse c'est quand ils ont commencé à voir des changements dans leur propre corps et m'ont dit que c'était la première fois qu'ils ont eu des résultats concrets ! A partir de là, plus de gens ont continué à venir vers moi, et ils m'ont fait prendre conscience qu'après avoir lu autant et beaucoup étudier dans ce domaine qu'ils m'ont aidé, et m'ont aussi permis d'aider beaucoup d'autres. Je suis maintenant devenu un coach personnel entièrement certifié et j'ai formé de nombreux clients à ce jour qui ont obtenu des résultats étonnants.

Aujourd'hui, mon frère Alex Kaplo (également coach personnel certifié) et je possède et exploitent cette entreprise d'édition, où nous apportons auteurs passionnés et experts à écrire sur des sujets de santé et de remise en forme. Nous organisons également un site en ligne de remise en forme « HelpMeWorkout.com » et j'aimerais me connecter avec vous en vous invitant à visiter le site Web à la page suivante et en vous inscrivant à notre newsletter e-mail (vous pouvez même obtenir un livre gratuitement).

Last but not least, si vous êtes dans la même situation que j'étais une fois et vous voulez quelques conseils, n'hésitez pas à demander ... Je suis là pour vous aider !

Votre ami et coach,

George Kaplo

Coach personnel certifié

Télécharger un autre livre gratuitement

Je tiens à vous remercier d'avoir acheté ce livre et je vous offre un autre livre (tout aussi long et précieux que celui-ci), « Des erreurs que vous faites sans savoir à propos de votre santé et votre remise en forme », offert gratuitement.

Visitez le lien ci-dessous pour vous inscrire et recevoir votre copie : www.hmwpublishing.com/gift

Dans ce livre, je briserai les erreurs de santé et de remise en forme les plus courantes, vous êtes probablement commettez en ce moment, et je vais vous révéler comment vous pouvez facilement obtenir dans la meilleure forme de votre vie !

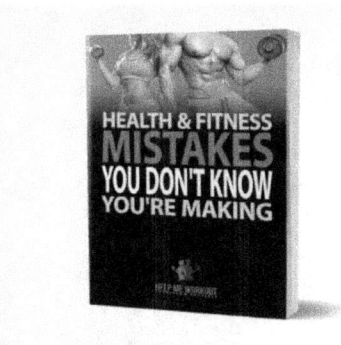

En plus de ce cadeau précieux, vous aurez aussi l'occasion d'obtenir nos nouveaux livres gratuitement, entrez des cadeaux, et recevoir des e-mails d'autres précieux de moi. Encore une fois, visitez le lien pour vous inscrire :

www.hmwpublishing.com/gift

Droit d'auteur 2017 par HPM Publishing - Tous droits réservés.

Ce document publié par HPM Publishing qui appartient à la société A & G Direct Inc, vise à fournir de l'information exacte et fiable en ce qui concerne le sujet et émettre couvert. La publication est vendue avec l'idée que l'éditeur qui n'est pas tenu de rendre la comptabilité, officiellement autorisé, ou non, des services qualifiés. Si des conseils sont nécessaires, juridique ou professionnel, une personne pratiquant dans la profession doit être consulté.

A partir d'une déclaration de principes qui a été acceptée et approuvée également par un comité de l'Association du Barreau américain et un Comité des éditeurs et des associations.

En aucun cas, est-il légal de reproduire, dupliquer ou transmettre une partie de ce document soit par des moyens électroniques ou en format imprimé. L'enregistrement de cette publication est strictement interdit, et tout stockage de ce document n'est pas autorisé, sauf avec la permission écrite de l'éditeur. Tous les droits sont réservés.

L'information fournie est conçue pour être honnête et cohérente, que toute responsabilité, en termes de manque d'attention ou autrement, par toute utilisation ou abus de toute politique, des processus ou des directions contenues dans la responsabilité solitaire et totale du lecteur destinataire. En aucun cas, aucune responsabilité légale ou le blâme lieu contre l'éditeur pour une réparation, des dommages ou des pertes financières en raison des informations présentes, que ce soit directement ou indirectement.

Les informations sont présentées ici à titre d'information uniquement, et est universel ainsi. La présentation de l'information est sans contrat ou tout autre type d'assurance de garantie.

Les marques de commerce utilisées sont sans consentement, et la publication de la marque est sans autorisation ou soutien par le propriétaire de la marque. Toutes les marques et marques dans ce livre sont pour clarifier fins et sont la propriété des propriétaires eux-mêmes, non affiliés à ce document.

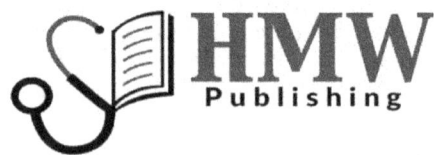

Pour de plus grands livres veuillez visiter :

HMWPublishing.com

www.ingramcontent.com/pod-product-compliance
Lightning Source LLC
Chambersburg PA
CBHW070904080526
44589CB00013B/1174